REDE

ZUM

GEDÄCHTNISS

AN

ERNST HEINRICH WEBER.

GEHALTEN

IM NAMEN DER MEDICINISCHEN FACULTAT AM
24. FEBRUAR 1878 IN DER AKADEMISCHEN AULA ZU
LEIPZIG

VON

C. LUDWIG.

LEIPZIG,
VERLAG VON VEIT & COMP
1878.

Scheidet ein segensreicher Mann wie E. H. WEBER, so erwacht das Verlangen nach seinem Bilde mit um so grösserer Macht je weiter hinter dem Erinnern der jüngeren Geschlechter die Anfänge, ja die grossen Tage des Verstorbenen gelegen sind. Möchten uns heute seine Züge lebensvoll und wahrhaftig entgegentreten, wo wir ihm zum Gedächtniss versammelt sind.

Michael, der Vater unseres E. H. WEBER, war der Sohn eines bäuerlichen Gutsbesitzers aus Gröben bei Weissenfels; seine Laufbahn hatte er als Universitätsprediger in Leipzig begonnen, war von da nach Wittenberg in die Professur der Dogmatik berufen worden und hatte hier mit der Tochter des Predigers Lippold einen Hausstand gegründet, in dem ihm 13 Kinder geschenkt wurden. Das dritte derselben, geboren am 24. Juni 1795, war ERNST HEINRICH. Kernhaft und immer fröhlich entwickelte sich der Knabe so rasch, dass er mit seinem 12. Jahre in die oberen Classen der Fürstenschule zu Meissen aufgenommen und in seinem 16. zur Universität entlassen werden konnte. In Meissen hatte er seine Zeit gleichmässig zwischen geistiger und körperlicher Uebung getheilt, so dass er zum Studium der Medicin neben dem fliessenden Latein auch die starken Arme des Ringers und mit dem Rufe des sesshaften Fleisses den eines ausdauernden Fussgängers mitbrachte.

In die Fachwissenschaft seiner Wahl ward er 1811 zu Wittenberg durch Lehrer eingeführt, von denen wir nicht wissen, wie viel er ihnen zu danken hat, weil sie meist nur dem Namen nach bekannt sind. Von nachweisbarem Einfluss aber war es, dass er sich damals die Freundschaft seines Landsmannes Chladni, der in dem Hause des Vaters verkehrte, erwarb und sie sich bis zum Tode des berühmten Akustikers erhielt.

Doch kaum begonnen, erlitten auch schon die Studien zu Wittenberg die schwerste Störung.

Der Feldzug des Jahres 1813 verwüstete die Güter, auf deren Einkünfte die Universität angewiesen war, und harte Entbehrungen brachte den Bürgern der belagerten Festung die standhafte Gegenwehr der Besatzung. Als endlich die Stadt im Januar 1814 den stürmenden Preussen in die Hände fiel, war die Verwüstung in ihrem Innern so weit gediehen, dass sich die akademischen Lehrer entschliessen mussten, ihr altes Heim zu verlassen und ihre Auditorien in das benachbarte Schmiedeberg zu verlegen. Wie leicht war der wissenschaftliche Apparat Wittenbergs und wie genügsam seine Professoren, dass sich ein solches Vorhaben ausführen und noch mehr, dass sich die Universität fast zwei Jahre hindurch in dem kleinen kaum 2000 Einwohner bergenden Städtchen fesseln liess.

Der Auszug nach Schmiedeberg gab E. H. Weber die Veranlassung, seine Studien in Leipzig fortzusetzen, wo ihn die geschickte Hand mit dem Anatomen Rosenmüller, die Empfehlungen Chladni's mit dem Physiker Gilbert in wissenschaftliche Berührung brachten. Rasch durchmass er die medicinischen Curse und vollendete dann unter Beihülfe von Flinte und Angel seine erste vergleichend anatomische Untersuchung, auf die er am 6. Juni 1815 in Schmiedeberg promovirte.

Indess hatte sich mit dem Schicksale Sachsens auch dasjenige Wittenbergs entschieden. In dem neuen Staatswesen fand die Universität, an welche sich die unvergesslichsten Erinnerungen knüpfen, keinen Raum. — Schwerwiegende Gründe müssen die preussischen Staatsmänner bestimmt haben, als sie die Stätte veröden liessen, welche den Geist pflanzte, auf dessen Walten der preussische Grossstaat ruht. An den Kummer, welchen das Loos der Vaterstadt erweckte, schloss sich der Schmerz über den Tod der geliebten Mutter. Der edlen Frau, welche dem deutschen Volke drei grosse Forscher geschenkt hat, ward es erspart.

den Staub von den Füssen zu schütteln; sie ruht in heimischer Erde.

Obwohl unter den nur 6 Wittenberger Professoren, welche von dem Anerbieten nach Halle überzusiedeln Gebrauch machten, sich auch der Vater unseres Ernst Heinrich befand, so zog dieser selbst es doch vor, sich nach Leipzig zu wenden, das mit seinen 25,000 Einwohnern sich schon damals zu den deutschen Grossstädten zählte. Hier widmete er sich als Assistent bei Professor Clarus zunächst der ärztlichen Praxis ohne desshalb seinen Neigungen zu entsagen, denn schon 1817 hatte er seine *anatomia comparata nervi sympathici* vollendet, die er als Habilitationsschrift einreichte. Für die Hingabe, die er diesem Erstlingswerke gewidmet, sprechen die mühsamen Präparate und die erläuternden Tafeln, welche er mit treuem Fleisse und viel Geschick selbst in Kupfer gestochen, für die geistige Gesundheit des Verfassers der Umstand, dass die Arbeit nirgends den geringsten Beigeschmack nach der damals geübten Naturphilosophie verräth, trotzdem dass er an die anatomischen Thatsachen vielfach die physiologische Betrachtung anknüpft. Einem Naturforscher von so ausgesprochenem Berufe wie ihm, wäre sicher die Spielerei mit Begriffen, wie sie die Naturphilosophie trieb, auf die Dauer nicht gefährlich gewesen — denn dieses war sie nicht einmal weit weniger reichen Naturen, — aber es freut uns noch heute, dass auch nicht eine kostbare Stunde von Weber's Leben durch diese Modekrankheit verloren ging. Den Weg, auf welchem er seine Aufgabe zu lösen suchte, hatte Cuvier vorgezeichnet; das Messer legt dem unbewaffneten Auge den Bau und die ungleiche Ausbildung eines jeden Organs in verschiedenen Thieren blos. Durch einen Vergleich dieser Thatsachen mit der offenkundigen Lebensweise der Thiere, versucht man dann den Zusammenhang zwischen dem Bau und der Function des einzelnen und die gegenseitige Anpassung aller Organe eines Thieres aneinander zu erschliessen. Begreiflich reicht man mit solchen Hilfsmitteln nicht weit, und das Beste, was sich mit ihnen gewinnen liess, hatte schon Cuvier selbst erschöpft. Jedenfalls aber genügte das Werk den Anforderungen, welche man an ein anatomisches stellt, in einem solchen Maasse, dass kurz nach dessen Erscheinen an E. H. Weber eine Berufung in eine ausserordentliche Professur nach Bonn erging. Da ihm dieselbe Stellung in Leipzig geboten ward, so setzte er hier, befreit vom Druck der Verhältnisse, seine anatomischen Untersuchungen fort, die ihn zu zahlreichen Entdeckungen über das Gehörorgan der Fische führten. Durch diese zweite Arbeit, welche weit über die Leistungen berühmter Vorgänger auf demselben Gebiete hinausging, bewies er sich als einen so ausgezeichneten Anatomen, dass man nicht anstand, ihm die ordentliche Professur dieses Faches zu übertragen, als es im Jahre 1821 durch den Tod Rosenmüller's erledigt ward.

Angelangt auf dieser höchsten Stufe äussern Glückes, welche dem deutschen Gelehrten erreichbar ist, führte er alter Sitte getreu seine Braut heim, die Schwester seines Jugendfreundes Schmiedt, mit der er bis über die goldene Hochzeit hinaus Freud und Leid in glücklichster Ehe getheilt hat. Doch die Bestellung des eignen Herdes war nicht seine einzige Sorge; Hand in Hand mit der Ausstattung des Hauses ging die seiner anatomischen Werkstätten, für welche er als kostbarstes Stück eine Schaale voll Quecksilber erstand. Sie sollte ihm den Bau der Drüsen erschliessen, und wenn sie ihm dieses auch nur theilweise erfüllte, so hat sie ihn doch auf anderen Gebieten zu ungeahnten Erfolgen geführt. Als er seinen silbernen Schatz von dem beigemengten Staube befreite, gewahrte er auf der bewegten Oberfläche Gestalten, die vor ihm schon viele Anatomen gesehen, ohne deren Bedeutung zu ahnen, weil dazu keiner von ihnen durch den Umgang mit Chladni und durch die Untersuchungen über das Gehörorgan vorbereitet war. Rasch erfüllte ihn der Plan, die Entstehung der Wellen, die er auf der Oberfläche des Quecksilbers gesehen, im Bereiche der Flüssigkeit weiter zu ergründen, und da er dieses dort am sichersten zu erreichen hoffte, wo die Erscheinung, welche die Schaale im Kleinen gezeigt, in grossem Maassstabe hervortreten musste, so reiste er an die schönen Seen diesseits und jenseits der Alpen, begleitet von der jungen Frau und dem Bruder Wilhelm, den er bewogen hatte, aus dem Gymnasium zu treten und die ihm bevorstehende Maturitätsprüfung um einige Monate zu verschieben.

Durch die Erfahrungen, welche die Brüder auf der Reise gesammelt, wurden sie veranlasst, an die Stelle der Beobachtungen Versuche zu setzen, die in der grösseren Behausung des Vaters zu Halle ausgeführt wurden, weil für sie die Räume der Anatomie und der Wohnung zu Leipzig nicht ausreichten.

Es giebt uns eine Vorstellung von dem Eifer, dessen E. H. Weber fähig war, dass er 4 Jahre hindurch von Woche zu Woche den Weg nach Halle zu Fuss durchmaass, denn damals verband noch kein Post-, geschweige ein Bahnzug die beiden Städte so nahe wie heute mit einander.

Um diesen Drang selbst bei einem so thatkräftigen Manne begreiflich zu finden, hat man daran zu denken, dass die wichtigsten Gebiete der Physik die Lehren vom Ton, von der strahlenden Wärme, vom Lichte in der Theorie der Wellen ihre Begründung finden, eine Wahrheit, die damals erst zur vollen Anerkennung kam. Die Frucht der gemeinsamen Bemühung, welche von den jungen Gelehrten 1825 in der „Wellenlehre auf Experimente gegründet“, niedergelegt ist, war der Anstrengungen würdig. Es waren nicht blos die sichtbaren Erscheinungen der stehenden und fortschreitenden Wellen auf das erschöpfendste dargelegt, sie waren auch mit aller Strenge abgeleitet aus den Schwingungen der unsichtbaren Moleküle, aus denen sich die sichtbare Masse zusammensetzt; der Vorgang war bis in die Tiefen verfolgt, bis zu welchen zu dringen dem menschlichen Verstande vergönnt ist.

Die Genauigkeit und die Tragweite der Beobachtungen, die Klarheit der Darstellung sichern dem Werke der beiden Weber für alle Zeiten seinen Rang in der classischen Literatur der Physik und der deutschen Wissenschaft, den Ruhm, nicht den kleinsten Beitrag zu der wichtigen Lehre geliefert zu haben, die es behandelt.

Doch alles dieses sollte nicht der einzige Gewinn bleiben, den die Wissenschaft daraus zog, dass sich der Anatom mit einer bis in ihre letzten Gründe verfolgbaren Erscheinung beschäftigt hatte. Während dieser Arbeit war der Blick E. H. Weber's geschärft und seine Anschauung von dem Walten der Natur weit tiefer gedrungen, als bei allen den Männern, die vor ihm den lebendigen und todten Leib durchforschten. Welcher Anatom und welcher Physiologe wäre denn vor dem Jahre 1825 zu nennen, der eine

Leistung in der Physik aufzuweisen vermöchte, die, wie diese, den scharfsinnigsten Experimentatoren Bewunderung eingeflösst und den Theoretikern als Ausgangspunkt für ihre Gedankenarbeit gedient hätte? Und wer vermöchte den erziehenden Einfluss einer solchen Arbeit zu leugnen? In der That, von nun an vervielfältigen und verschärfen sich die Methoden, die er bei seinen anatomischen Untersuchungen verwendet, und es treten ganz neue Gesichtspunkte auf, mit welchen er unsere Wissenschaft befruchtet. Schon aus den Ueberschriften seiner Abhandlungen ist dieses zu lesen, wie z. B. „Ausdehnbarkeit und Elasticität der Haare", eine Arbeit, die ihn zur Entdeckung der sogenannten Reckung organischer Stoffe führte, oder „Ueber einige Einrichtungen im Mechanismus der Wirbelsäule", eine anatomische Untersuchung, in der er zum erstenmal nachwies, wie sehr sich die Anschauungen vom Baue der Organe vervollkommnen, wenn diese nicht blos in der Ruhe betrachtet und gemessen werden, wenn dieses auch während der Bewegungen geschieht, welche denen gleichen, die sie während des Lebens ausführen. Vor Allem aber musste ihm nach den Erfahrungen, die er über Wellenbewegungen gesammelt, der Blutstrom und die Bedingungen seiner Entstehung in einem neuen Lichte erscheinen. Zeuge hierfür sind die Programme *de pulsu arteriarum, de utilitate parietis elastici arteriarum* und vor Allem „Die

Anwendung der Wellenlehre auf den Kreislauf des Blutes", Abhandlungen, welche der gesammten Haemodynamik eine neue Richtung gegeben haben. — Gelangte er aber beim Eindringen in den Bau der Organismen auf Wege, welche die Physik damals noch nicht gebahnt hatte, so prüft er vor dem Weiterschreiten die Spürkraft seiner Hilfsmittel und erwägt unter Zuziehung unbestreitbarer Grundsätze, was möglicher und was wahrscheinlicher Weise zu finden sei. Durch dieses Verfahren deckt er den Unterschied zwischen der Resorption durch die Venen und die Lymphgefässe auf und ein andresmal vermag er sicher zu entscheiden, wie die Ausführungsgänge der traubigen Drüsen enden und wie sich ihre Endbläschen zum Blutstrom verhalten.

Am deutlichsten aber tritt der innere Fortschritt seines Geistes hervor in dem „Handbuch der allgemeinen Anatomie des menschlichen Körpers", welches 1830 in Braunschweig erschien. Auch in ihr prüft er zuerst die Sicherheit der anatomischen Methoden, vor Allem die des damals noch unvollkommenen Mikroskopes, dann aber sammelt er Alles, was über den Bau und die Eigenschaften der elementaren Gestaltungen des menschlichen Leibes bekannt war; weil er hierbei sorgfältig die theoretischen Folgerungen von den Thatsachen trennt, gelingt es ihm, an der richtigen Stelle Alles unterzubringen und die Bedeutung vieler Erfahrungen in das rechte Licht zu stellen, die seine Vorgänger, weil sie nichts mit ihnen anzufangen wussten, mit Schweigen übergangen hatten. Zu der Schilderung der Gestalt fügt er das, was man über ihre chemische Zusammensetzung wusste, und endlich erhebt er diese Naturgeschichte zu einer Physik der Formelemente, indem er so weit nur irgend thunlich den Zusammenhang nachweist, welcher zwischen ihren Eigenschaften und den Bewegungen besteht, die sie entwickeln, fortpflanzen und umformen. — Aus der Mannigfaltigkeit der Bedingungen, wie sie dieser Darstellung gemäss im Organismus zusammengreifen, geht eine weit fasslichere Anschauung vom Leben hervor, als sie vom Standpunkte des damals herrschenden Vitalismus zu finden war. Reinigend, vor Allem aber anregend musste ein Werk wirken, welches der Forschung, die zu einer Theorie des Lebens gelangen will, so deutliche Fingerzeige gab. Leider hat das Buch, weil es kurz nach seinem Erscheinen einen betrügerischen Nachdruck erfuhr, keine weiteren Auflagen erlebt; dieses hat jedoch glücklicher Weise die Wirkung des gethanen Fortschrittes nicht beeinträchtigt, dafür giebt uns der Einfluss, den das Werk auf das Handbuch der Physiologie unseres grossen J. Müller geübt, den überzeugenden Beweis.

Mit dem Abschluss der allgemeinen Anatomie traf das Ende des staatlichen Stilllebens zusammen, das seit dem Sturze Napoleons in Europa geherrscht hatte. Wenn die Umwälzung in Leipzig um einige Monate früher als anderwärts erfolgte, so geschah dieses, weil sie ihren Anstoss nicht von unten, sondern von oben her empfing. Aus dem Aufschwung der preussischen Universitäten nahm die sächsische Staatsregierung die Veranlassung, umgestaltend in die alte, auf den sogenannten Nationen beruhende Verfassung unserer Universität einzugreifen, wobei sie sich leider auf Aenderungen in der Verwaltung des Vermögens, in der Titulatur u. s. w. beschränkte, während sie es vergass, den Professoren die Mittel zu gewähren, welche es ihnen möglich machten, sich ungetheilt ihrem Berufe hinzugeben. Die Aufregung, welche die gewaltsame und, setzen wir hinzu, die unfruchtbare Aenderung des alten Statutes hervorrief, war gross aber nur von kurzer Dauer, denn sie wurde übertäubt durch die Ereignisse, welche zu einer volksthümlichen Verfassung des Staates führten.

Als diese aufgerichtet und die Kammern abermals versammelt waren, um nach den neuen Satzungen die Zweige der Verwaltung zu ordnen, so gelangten bald auch die Angelegenheiten der Universität in den Kreis der Berathung. Von allen Seiten war die Stimmung günstig, wie es die liberale Strömung jener Zeiten erwarten liess. Darum war es ein Glück, dass jetzt die Universität durch einen Mann, der in die Zukunft sah, durch E. H. Weber, in der ersten Kammer vertreten wurde. Liest man in den Sitzungsberichten dieser Körperschaft die Worte unseres Vertreters, welche die klaren Gedanken knapp und treffend umkleiden, so sieht man ihn vor sich, das grosse leuchtende Auge, die feinen Linien des Mundes, welcher noch von keinem Barte beschattet war, und man hört die klangvolle Stimme, deren eindringende Wirkung wir so oft an uns erfahren haben. In unsern Angelegenheiten war sein Rath, den er in einer Denkschrift auch der zweiten Kammer ertheilte, massgebend; um so sicherer, weil er, obwohl die Räume der Anatomie damals geradezu kümmerlich waren, der Bibliothek, der Anlage einer Sammlung von Gipsen u. A. den Vorrang vor den eignen Bedürfnissen gab. Durch den freien Entschluss der zweiten Kammer wurde die Summe, welche die Regierung vorgeschlagen, um fast 10,000 Thaler erhöht und damit waren nach damaligem Stande die Anforderungen der Hochschule befriedigt. An dem Beifall seiner Collegen betheiligte sich bald auch die Stadt Leipzig, als er die höhere Besteuerung, mit welcher man ihre Kaufleute bedacht, abwendete, und endlich gewann er sich die Herzen des protestantischen Sachsens durch die mannhaften und doch so gemässigten Worte, welche er einflocht in die

Verhandlungen über die religiöse Erziehung der Kinder, die aus gemischten Ehen entsprossen sind.

Auf seiner Rückkehr nach Leipzig wurde der Vertreter der Universität von den Bürgern feierlich empfangen und durch eine Ehrenpforte in die Stadt geleitet.

Um den Werth und die Wirkung einer solchen Bezeigung voll zu schätzen, muss man sich des Leipzigs jener Zeit erinnern. Die Zollschranken waren gefallen, an denen der Handel gekrankt, durch die Einführung der Maschinen-Industrie war der Kohlenreichthum Sachsens jetzt erst wahrhaft fruchtbar geworden, in dieser Gunst der Verhältnisse hatte sich der neubelebte Unternehmungsgeist schliesslich sogar bis zum Bau der ersten grossen Privatbahn in Deutschland gehoben. Mit der wirthschaftlichen wuchs auch die geistige Bewegung, das milde Pressgesetz Sachsens führte den Verlegern Schriftsteller zu, welche die geselligen Kreise erfrischten, der alte Liebling, die Musik, erinnerte sich der Tage Sebastian Bach's, das Haus des Kaufherrn schmückte häufiger als jetzt eine Sammlung von Bildwerken und vor Allem der junge Liberalismus, der noch an seine Unwiderstehlichkeit glaubte, erfüllte die Herzen mit der Hoffnung auf eine grosse Zukunft. Innerhalb eines solchen Bürgerthums trat die Universität von selbst aus ihrer gesonderten Stellung und in ihren kraftvolleren Männern regte sich der Wetteifer mit denen der Stadtgemeinde. Unter dem Einfluss dieser Bewegung hat E. H. WEBER mit den Gewerbtreibenden die polytechnische Gesellschaft, mit den Gelehrten die Gesellschaft der Wissenschaften, mit den Freunden das Professorium gegründet; mit Hilfe des Staates hat er dem anatomischen Unterricht ein reiches Material gewonnen und in ihn die mikroskopischen Uebungen eingefügt; mit der Facultät verbesserte er die Ordnungen der ärztlichen Prüfung und nach dem Tode Kühn's erweiterte er seinen amtlichen Wirkungskreis, indem er sich zu den Vorträgen über Physiologie verpflichtete, die er freiwillig schon seit Jahren gehalten.

Ohne Störung des innern Friedens und ohne die Verletzung höherer Pflichten kann eine solche Zersplitterung der Kräfte nur der ertragen, welcher das Geheimniss des Genies besitzt, die Zeit beliebig zu verlängern.

Mit dieser Kunst begabt, sehen wir E. H. WEBER in den Jahren, in welchen er den Aufgaben des Lehrers, des Bürgers und des Familienvaters in einem solchen Umfange genügte, auf die höchste Stufe seiner wissenschaftlichen Leistungen treten.

Ausgehend von einer Beschreibung, welche Fontana schon im vorigen Jahrhundert vom Baue der Nervenstämme gegeben hatte, unternahm er es, den messenden Versuch auf das Gebiet der Seelenlehre auszudehnen. Ist jene Beobachtung richtig, was bei der Unvollkommenheit des damaligen Mikroskopes auf anatomischem Wege nicht zu beweisen war, verschmilzt innerhalb der Stämme das Mark der feinsten Nervenfäden nicht unter einander, so darf sich auch die Erregung, die irgendwo in einen derselben gelangt ist, nicht auf die benachbarten fortpflanzen. Nach dieser Auffassung mussten die entgegengesetzten Enden eines jeden Nervenfadens in der Haut und im Gehirn miteinander durch eine isolirte Bahn verbunden sein und man durfte sich vorstellen, dass die empfindliche Oberfläche unseres Körpers innerhalb des Gehirnes durch die nebeneinandergestellten Nervenden nach Art eines perspektivischen Bildes wiedergegeben sei. Und dieses vorausgesetzt, war es nun wahrscheinlich, dass hierin eines der Mittel liege, durch welche unser Bewusstsein befähigt sei, den vorgestellten Raum zu messen. Um diese Anschauung zu prüfen, griff er zu den einfachsten Mitteln, die den Forscher auf diesem so schlüpfrigen Gebiete allein vor dem Fehler der Beobachtungen bewahren, und mit ihnen führte er eine Reihe von Versuchen aus, die sich über einen Zeitraum von 18 Jahren erstrecken.

De subtilitate tactus nennt sich die erste, „die Lehre vom Tastsinn und Gemeingefühl für Aerzte und Philosophen" die letzte der Abhandlungen, welche den Inhalt seiner Arbeiten veröffentlichen.

An die erste seiner Erfahrungen, dass dieselbe Fläche des Raumes von jedem Orte der ruhenden Haut als verschieden gross empfunden wird, knüpft sich die Erkenntniss, dass die Ausdehnung des empfundenen Raumes nicht durch seine objectiven Maasse, dass sie vielmehr durch die Einrichtungen bestimmt wird, welche in dem Bau unserer Nerven niedergelegt sind. Eingeengt durch diesen Mechanismus, ist unsere Vorstellung genöthigt, je nach dem Orte der Haut, von dem sie ihre Nachrichten empfängt, denselben Raum gegen ihr besseres Wissen ungleich gross zu empfinden. War hiemit die Schranke erkannt, welche die Mechanik der Nerven der Freiheit unseres Vorstellens zieht, so enthüllte nun auch der fortschreitende Versuch, dass die Schlüsse über die Eigenschaften des Raumes, zu welchen wir durch unsere Empfindung gelangen, keineswegs nur ein Product des bewussten Denkens sind. Diesem wird nicht die Empfindung selbst, es wird ihr ein aus diesen abgeleitetes Ergebniss vorgelegt als bindende Grundlage zur weiteren Verwendung. Damit begann die Analyse der Vermögen, welche wir unter dem Namen der Seele zusammenfassen, auf dem sichern Boden der Messung. Fügen wir hinzu, dass er auch die Gesetze, nach denen wir die Schwere der Gewichte und die Grade der äusseren Wärme schätzen, dass er ausserdem zahlreiche neue Eigenschaften unserer Empfindung auffand, so wird man es verstehen, wie Jeder, welcher in den Sinn dieser Entdeckungen eindrang, von Staunen ergriffen sich fragte, ob mit ihnen der Forschung nicht ein Gebiet eröffnet sei, grösser als das, welches voreinst Galilei blossgelegt, aber bedeutungsvoller als dieses, weil es uns über die Grenzen der Physik hinausführt.

Nach der Vollendung dieses Werkes hat er noch Jahre hindurch die Wissenschaft mit neuen Gaben beschenkt, bis endlich auch ihn das Schicksal des alternden Forschers erreichte. Unwillig muss der lebhafte Geist, wenn ihn die Schärfe der Sinne verlässt, der eignen Forschung entsagen und schmerzlich gewahrt er, dass er sich der Wissenschaft entfremdet, welche unaufhörlich durch die Zuthat neuer Anschauungen wächst. Mächtiger als in allen Zeiten vorher hat dieses Verhängniss in den letzten Jahrzehnten gewaltet, in welchen die Mittel und die Kunst der Forschung zu einer raschen Entfaltung gelangten, und mehr als je hat es den Gleichmuth der Alten untergraben. Dass E. H. Weber unter dieser Ungunst nicht litt, dass er seinen heiteren Sinn bewahrte, als er vor dem Sturme einer neuen wissenschaftlichen Bewegung aus seinem Wirkungskreise schied, das dankte er gleichmässig dem Schatz, den sich sein reines und reiches Gemüth in einem langen Leben gesammelt, und einem gütigen Geschick, das über ihm gewaltet hat. Voll Verehrung haben alle Jüngeren an dem Manne hinaufgesehen, der nur die Tugenden des Gelehrten übte. In seinen Schriften, welche die Fehler und das Versehen seiner Vorgänger oft genug verbessern, tritt uns nie ein hartes Wort entgegen; wen er redend bei sich einführt, dem wahrt er stets den Ton der feinen Sitte. Von mehr als guter Lebensart zeugt es, dass er niemals um sein Recht am geistigen Eigenthum gestritten; wer seiner Zeit so oft vorausgeeilt, dem musste es begegnen, dass Thatsachen und Gedanken, die er zuerst gefunden hatte, von Späteren für neu entdeckt gegeben wurden. Seine Befriedigung und seinen Reichthum, so scheint es, fand sein hoher Sinn in den thatsächlichen Erfolgen, nicht aber in dem Lob, das sie eintrugen. Zum Lohn hierfür zog sich in seine alten Tage nicht ein Misston, der die Empfindung störte, welche ihm die Dankbarkeit der Mitwelt für seine Leistungen entgegenbrachte.

Aber nicht weniger, als er sich selbst erworben, hat ihm das Glück geschenkt, das ihn in dem väterlichen und in dem eigenen Hause mit Angehörigen umgeben hat, welche die Gaben seines Geistes und seines Herzens vollauf verstanden und erwiederten. Zehn Jahre später, als Ernst Heinrich seine Arbeiten mit Wilhelm begonnen, war der dritte Bruder Eduard gereift und bald als Prosector an Leipzig gefesselt worden. In stetigem und Jahre hindurch auch in persönlichem Verkehr haben diese drei Brüder mit einander gewirkt und, Unvergängliches schaffend, sich durch ihre Liebe das Leben veredelt. Nahe verwandt und doch so verschieden in ihrer Begabung hat jeder von den drei sein eigenes Feld bebaut und durch die Früchte seines Fleisses die beiden andern erfreut. Wer mit ihnen gelebt und sie in den Stunden der Arbeit und der Erholung auch nur auf Tage begleitet hat, dem wird ein unverlöschliches Bild geblieben sein. Ausdauernd in der Arbeit, unerschöpflich in Einfällen, fest in ihrer Ueberzeugung und eifrig sie zu vertheidigen, brauste häufig das Feuer des Gesprächs bis zu hellen Flammen und nicht früher schlossen die Geister ihren Frieden, als bis der Ausdruck gefunden war, der ihnen vollauf genügte. Auf diesem Boden ruhte die Achtung, die sie sich gegenseitig zollten, aus dieser aber schlang sich das Band einer Freundschaft, wie sie selbst unter Brüdern nur selten gedeiht.

Wohlgemuth im Gefühl ihrer Kraft liebten es die gelehrten Männer, ihre Erholung in häuslichen Kreisen, vor allen in dem zu suchen, der sich um Ernst Heinrich und seine Frau gesammelt hatte. Unter die Kinder verpflanzten sie ihren Sinn, so dass jedes in freier, doch stetiger Uebung seiner Anlagen dem Berufe sicher entgegenwuchs, zu dem es von der Natur bestimmt war. So hat das Haus vielgestaltig und im Kerne geschlossen sich mit offenem Sinne der Tage des Glückes erfreut und standhaft den Schmerz überwunden, seinem ehrwürdigen Haupt aber fehlte niemals die Freude, dass seine Hilfe begehrt und sein Wirken mit Dank gesegnet sei.

Jetzt, da er von uns geschieden, hat er uns wohl ein reiches Erbe gelassen, aber auch unschätzbare Güter sind mit ihm ins Grab gesunken. Auf wem sein seelenvolles Auge ruhte, wer dem Flusse seiner gedankenreichen Rede gelauscht, wer den Druck seiner Hand empfunden, der wird sich immer nach ihm sehnen. Doch nicht blos der Freund, ein Jeder, den im Leben und in der Wissenschaft sein Walten berührte, wird den Tod des Mannes beklagen, in dem zur vollen Harmonie ein Geist so klar wie der seine und ein Gemüth von so viel Reichthum verschmolzen waren, der mit der Verstandesschärfe des Gelehrten die Sehergabe des Dichters verband, einer Gestalt, wie sie das unerforschliche Geschick nur in die Jugend einer Wissenschaft stellt, die sich aus einem starken Keim zur vollen Blüthe entfalten kann.

So lasset uns E. H. Weber im Gedächtniss bewahren.

Druck von Bär & Hermann in Leipzig.

Druck von Bär & Hermann in Leipzig.

FSC
www.fsc.org
MIX
Papier | Fördert gute Waldnutzung
FSC® C083411

Zeitfracht Medien GmbH
Ferdinand-Jühlke-Straße 7
99095 Erfurt, Deutschland
produktsicherheit@kolibri360.de